au Dr Loison.

Excellent souvenir du volontariat et de cinq années d'études.

Dr [illegible]

# MORPHOLOGIE ET FONCTION

DANS

# LE SYSTÈME MUSCULAIRE DE LA VIE DE RELATION

## CHEZ L'HOMME

# MORPHOLOGIE ET FONCTION

DANS

# LE SYSTÈME MUSCULAIRE DE LA VIE DE RELATION

## CHEZ L'HOMME

PAR

LE DOCTEUR MAURICE HERR

LYON
TYPOGRAPHIE ET LITHOGRAPHIE J. GALLET
2, Rue de la Poulaillerie, 2

1889

# MORPHOLOGIE ET FONCTION

DANS

## *LE SYSTÈME MUSCULAIRE DE LA VIE DE RELATION*

CHEZ L'HOMME

---

## INTRODUCTION

Le travail que nous présentons a pour but l'étude de l'adaptation fonctionnelle du muscle par l'exécution même de sa fonction; en d'autres termes revient à bien mettre en lumière cette proposition : La fonction fait l'organe.

Nous avons trouvé, tant en France qu'à l'étranger, des observations où sont décrits les changements que subit la texture du muscle lorsque sa fonction normale est modifiée, soit par suite d'une altération pathologique d'une articulation voisine, soit comme conséquence d'une opération chirurgicale. En recueillant ainsi des faits relatés à diverses époques et dans des pays différents, nous croyons nous être mis à l'abri du reproche d'être parti d'une idée théorique préconçue.

Notre travail comprendra un historique et quatre chapitres.

L'historique passe en revue les différents travaux qui ont été faits sur cette question.

Le chapitre I traite des muscles à l'état normal, de leur morphologie, de leur fonction.

Le chapitre II renferme l'étude des muscles dans les altérations pathologiques.

Le chapitre III explique la théorie de l'autorégulation, théorie de la régulation de la forme par la fonction.

Enfin, dans le chapitre IV, nous nous livrons à quelques considérations pratiques.

Mais avant d'aborder notre sujet, que M. le professeur Morat, qui nous a fait l'honneur d'accepter la présidence de notre thèse, nous permette de lui présenter l'hommage de notre profonde reconnaissance.

M. le professeur agrégé Jaboulay, chef des travaux anatomiques à la Faculté de médecine, nous a guidé dans le choix de notre sujet et nous a fait profiter de ses connaissances spéciales sur la question. Il nous a constamment dirigé dans notre travail, ne nous ménageant ni ses conseils éclairés, ni ses instants, et il nous a témoigné sans cesse la plus grande bienveillance. Qu'il reçoive ici l'assurance de notre profonde gratitude à laquelle il a droit particulièrement.

Nous adressons tous nos remerciements à M. le Dr Meurer, chef de clinique à la Faculté de médecine, pour la patience avec laquelle il a gracieusement mis à notre disposition sa connaissance approfondie de la langue allemande.

Nous devons à MM. Dor et Fabre, internes des hôpitaux, diverses traductions allemandes, et à M. Loison, interne des hôpitaux, les dessins que nous publions ; nous les prions d'agréer nos plus vifs remerciements.

---

## Historique

BORELLI en 1685 reconnut qu'un muscle peut élever un poids à une hauteur d'autant plus grande qu'il est plus long. C'était déjà là donner une explication de la différence de longueur des divers muscles du corps.

EDOUARD WEBER démontra qu'il y avait un rapport presque constant entre la longueur du muscle et la quantité dont il pouvait se raccourcir; le chiffre de raccourcissement qu'il donne est 50 °/₀ de la longueur maxima.

Nous faisons immédiatement remarquer que la loi posée par Weber n'est pas immuable, et pour ne citer qu'un exemple, JOHN CLÉLAND a trouvé au lieu de 50 °/₀ fixé par Weber, les chiffres suivants pour le raccourcissement musculaire :

| | |
|---|---|
| Du demi-tendineux. . . . . . . | 52 °/₀ |
| Du demi-membraneux. . . . . . | 38 °/₀ |
| Du long chef du biceps fémoral. | 35 °/₀ |

W. ROUX a démontré de son côté, que le carré pronateur se raccourcit de 60 °/₀. Nous aurons à faire plus tard une application importante de cette particularité. (Voir chapitre II).

Après Weber, FICK pense que les muscles étaient doués d'une véritable autorégulation reposant, non plus seulement sur la formation organique, mais sur la nutrition dépendant de l'exercice de la fonction. Il continua ses recherches avec GUBLER et après avoir fait des mensurations scrupuleuses sur quatre enfants d'âge différent, ces deux auteurs conclurent que les muscles acquièrent leur longueur par l'exercice.

Quelques années plus tard, WILHELM HENKE étudia l'augmentation de l'amplitude des mouvements chez un acrobate, et affirma l'influence de l'exercice sur l'allongement des muscles. S'il y a insuffisance de longueur dans un muscle, c'est qu'il y a manque d'exercice. HUETER a fait aussi un travail dans cet ordre d'idées.

JULES GUERIN et MAREY qui, eux aussi, ont fait des recherches et des mensurations sur le raccourcissement musculaire, adoptent les mêmes conclusions. Marey notamment fait remarquer que dans le pied bot, il y a diminution de la mobilité et que la substance contractile du muscle péronier diminue de longueur et est remplacé par du tendon; à la suite de la ténotomie du tendon d'Achille, et lorsque le pied a repris une certaine quantité de mouvement, il a vu les fibres musculaires apparaître de nouveau et se substituer au tendon sur une étendue en rapport avec l'amplitude du mouvement récupéré.

D'ailleurs les chirurgiens ont depuis longtemps reconnu que les muscles voisins d'une articulation physiologiquement abolie, subissent une transformation qu'ils appellent la dégénérescence fibreuse, et que nous montrerons être une simple adaptation du muscle aux nouvelles fonctions que lui crée l'ankylose. Il ne s'agit plus dans tous ces faits de transformation fibreuse, dans un muscle privé de mouvement, d'un processus morbide, ainsi qu'on le croit généralement; il faut voir là une évolution normale et physiologique qui se rapporte à ce grand principe que la substance contractile musculaire n'a sa raison d'être que là où il y a mouvement : supprimez le mouvement, le muscle devient inutile et est remplacé par un tissu dépourvu de propriétés contractiles, par du tissu fibreux.

WILHELM ROUX, dans un mémoire publié en 1883, reprend cette question de l'autorégulation du muscle par l'exécution de la fonction, et nous donne de nombreux exemples de modifications musculaires trouvés à l'autopsie de sujets atteints d'ankylose, de cyphose, de scoliose, de déformations rachitiques, d'anciennes fractures.

Dans ces cas, du moment que la fonction ne s'exerce plus normalement, les muscles cessent eux aussi d'avoir leur texture normale, et subissent des modifications en rapport avec l'altération de la fonction. Dans notre travail nous aurons souvent recours aux résultats obtenus par cet auteur, résultats qui apportent des preuves évidentes de l'autorégulation morphologique des muscles par l'exécution de la fonction.

Ainsi qu'on peut le voir, les recherches citées plus haut ont eu surtout pour but de démontrer la différence de texture anatomique du muscle suivant la différence des fonctions qui lui étaient dévolues par des conditions pathologiques.

A côté de ces données exclusivement anatomiques, nous avons à citer deux séries de travaux dont l'objet est pour les uns, les conditions mécaniques du fonctionnement des muscles dans leur rapport avec leur morphologie, et pour les autres, les modifications que l'expérimentation peut produire si l'on change leur mode d'insertion, et par conséquent leur action sur les leviers.

Au premier groupe appartiennent les recherches de

Haughton, qui, par le calcul et la géométrie s'efforça de démontrer que l'organisation des différents muscles groupés autour d'une articulation est construite sur un type mathématique, et par conséquent immuable.

Les recherches de cet auteur ne s'adressent guère d'ailleurs qu'à la forme du muscle lui-même.

Voici les conclusions de son travail :

1° Chaque muscle est organisé de façon à ne donner qu'un seul genre de travail, et cela dans les conditions les plus avantageuses possible.

2° Le nombre des muscles qui entourent une articulation dépend du type auquel appartient cette articulation.

3° Le genre auquel appartiennent les os d'une articulation et leur forme sont une conséquence du genre et de la force des muscles qui l'entourent.

4° Le muscle le plus petit de l'économie animale est aussi minutieusement adapté aux conditions moyennant lesquelles s'accomplit son travail mécanique, que le muscle le plus grand de cette même économie.

Une fois ces conclusions posées, Haugthon fait les déductions suivantes quant à l'action des muscles et des articulations :

1° La Providence a imaginé à l'avance le type de chaque membre et le genre d'action qu'il pourra avoir.

2° Supposons que l'idéal d'un membre et de son action soient donnés ; le nombre, la forme, la disposition des muscles nécessaires peuvent être déterminés à l'avance avec plus de précision encore que celle avec laquelle l'astronome prédit une éclipse.

3° La forme des os d'une articulation et leur disposition est une conséquence forcée de l'arrangement des muscles de cette articulation.

4° Toute modification dans l'agencement des os, des muscles et des articulations, doit abaisser, et cela d'une façon héréditaire, la fonction du membre donné, et rendre son mécanisme moins parfait.

5° De cette façon l'invariabilité et la stabilité de chaque espèce sont assurés (en ce qui concerne les os, les muscles et les articulations du moins) sur des bases si solides, qu'il nous semble étonnant que Darwin ait pu les combattre.

6° L'étude fondamentale du jeu des articulations ne permet pas de soutenir que des ressemblances trouvées entre les os, les muscles et les articulations des différents animaux peuvent être expliquées par leur descendance d'un ancêtre commun.

Nous ferons remarquer que Haughton ne nous dit pas comment les formes et les fonctions se modifient sous l'influence des diverses causes, par conséquent rien dans son travail ne vient prouver l'invariabilité et la fixité de la forme.

Au lieu de faire comme cet auteur qui base la classification des muscles sur leur forme et la direction de leurs fibres, il vaut mieux prendre pour base les différences fonctionnelles des muscles. Ainsi, certains muscles doivent déployer une grande énergie, d'autres au contraire doivent unir la vitesse à la précision pour mieux s'adapter aux obstacles à vaincre. Ces différences fonctionnelles sont subordonnées aux rapports des muscles avec les leviers qu'ils font mouvoir, et à la disposition de leur surface d'insertion.

Rentrant dans le même groupe, mais faits à un point de vue plus large, sont les travaux de LESSHAFT et de ses élèves VARAVIN, NIKIFOROFF, VOICHEVILLO, etc.

Lesshaft et ses élèves se proposent principalement de démontrer la différence de la force active des muscles en se basant sur des données mécaniques concernant leur point d'appui et leur point d'application.

Ces recherches se sont adressées parallèlement au membre supérieur et au membre inférieur, et ont bien mis en évidence la différence radicale de ces deux grands appareils musculaires que n'aurait pas fait prévoir l'étude seule de leur forme extérieure.

Mais c'est surtout l'expérimentation qui a fourni les résultats les plus remarquables entre les mains de MAREY : cet auteur dont l'attention avait déjà été éveillée sur la différence de longueur du levier et d'épaisseur qui existe entre le mollet du blanc et le mollet du noir, et qui n'avait pas hésité à rattacher cette différence à la différence de longueur du levier, c'est-à-dire le calcanéum auquel s'insère le tendon d'Achille, voulut démontrer expérimentalement les termes du problème qu'il trouvait tout résolu dans la nature.

Puisque le nègre a un triceps sural dont les fibres, au lieu d'être concentrées en un point, descendent très bas, et qu'il possède d'autre part un bras de levier très long, le calcanéum, par lequel il agit sur la résistance ; puisque d'autre part l'homme blanc possède au contraire des muscles du mollet à fibres courtes et rassemblées en un point, en même temps qu'un calcanéum réduit dans ses dimensions relativement au levier similaire du nègre, il était évident que c'était la longueur du levier qui réglait la longueur des fibres musculaires. Cette déduction était une réciproque de la loi dite de Borelli, en vertu de laquelle plus un muscle est long, plus les mouvements qu'il produit sont étendus.

Marey se proposa de transformer à son gré un muscle long en un muscle court, en agissant simplement sur la longueur du calcanéum. Pour cela il fit sur l'animal, le lapin, une expérience que les cliniciens ont souvent occasion d'appliquer à l'homme, la résection du calcanéum.

En comparant la longueur du triceps sural du membre opéré avec celui du membre intact, il constata un raccourcissement musculaire évident du côté où le calcanéum avait été réséqué, c'est-à-dire du côté où le levier d'insertion avait été raccourci.

Voici les chiffres trouvés par Marey dans ces expériences :

| | Membre opéré. | Membre normal. |
|---|---|---|
| Longueur des muscles . . | 27 m/m | 37 m/m |
| Longueur des tendons . . . | 50 m/m | 36 m/m |

Nous dirons plus loin comment se trouvent vérifiées ces données expérimentales par les opérations chirurgicales, en montrant la constance de l'atrophie du mollet chez les individus réséqués du calcanéum, atrophie que l'on a, à tort, jusqu'ici rapportée uniquement à ce que l'on appelle couramment des perturbations trophiques.

Marey fit encore d'autres recherches analogues aux précédentes, et nous en donne les résultats dans les Archives de physiologie.

Il choisit un chevreau auquel il réséqua le calcanéum sur une longueur d'environ 12 m/m. L'opération réussit à souhait, et l'animal fut conservé pendant deux ans dans un enclos où il pouvait s'ébattre en liberté. Une chèvre jumelle de l'animal opéré ne subit aucune mutilation, et fut gardée comme témoin dans le même enclos.

Pendant cinq ou six mois, le jeune bouc présenta au point de vue de la course une infériorité réelle, mais il put acquérir peu à peu l'agilité de sa compagne. Ces animaux vécurent ensemble pendant deux ans. Au bout de ce temps le bouc fut sacrifié. Les muscles gastro-cnémiens disséqués avec soin et comparés à ceux de l'animal témoin montrèrent fort peu de différence de longueur. Ainsi, tandis que sur le lapin opéré le raccourcissement de la fibre musculaire s'élevait à peu près d'un tiers, sur le bouc il n'atteignait pas plus d'un huitième. La persistance à peu près complète des fibres rouges s'explique tout naturellement par la différence de structure de la patte du lapin et de celle du chevreau. Chez le premier, le muscle s'était raccourci parce que les mouvements de ce muscle avaient perdu de leur étendue, chez le second la fibre rouge s'était conservée presque intacte, parce que ses mouvements n'avaient pas été sensiblement modifiés.

Le lapin procède par sauts dans lesquels le pied se fléchit sur la jambe et s'étend tour à tour : son calcanéum décrit un mouvement angulaire très étendu, et le raccourcissement de cet os, diminuant le rayon de ce mouvement angulaire, diminue par conséquent le raccourcissement du muscle à chaque saut.

Le chevreau au contraire, marche sur la pointe de son sabot ; son pied reste constamment étendu sur la jambe, et le mouvement angulaire qu'exécute le calcanéum est si borné, que le changement de longueur de cet os est à peu près sans effet sur l'étendue du mouvement des gastro-cnémiens.

En terminant cet historique, nous ferons remarquer que toutes les méthodes scientifiques qui ont été appliquées à notre sujet, l'observation anatomique, les considérations mécaniques et géométriques, enfin les opérations expérimentales et chirurgicales concourent toutes à la même démonstration, à savoir que le type extérieur et intérieur d'un muscle est invariablement en relation avec la fonction qui lui est dévolue par ses points d'insertion.

Cette certitude ressortira d'ailleurs de l'ensemble de notre travail.

---

# CHAPITRE PREMIER

## Muscles à l'état normal

MORPHOLOGIE. — FONCTION.

Si l'on dissèque les différents muscles du corps, non pas seulement à leur surface et sur leurs contours, ainsi qu'on a l'habitude de le faire, mais bien dans leur épaisseur, on met en évidence un agencement de fibres constituantes tout à fait spécial et vraiment caractéristique. Il faut faire en effet pour les muscles ce que l'on fait pour les os, et d'autres organes, l'étude de leur architecture.

Or la trame musculaire se révèle bientôt constituée par la fusion des unités contractiles suivant une série des modes que l'on peut ramener à quelques principaux. Chacun d'eux d'ailleurs reste propre à un groupe de muscles donnés, agissant pour la même fonction ou pour des fonctions analogues, et cantonnés dans des territoires particuliers de l'organisme.

Par exemple les muscles de la tête ne ressemblent guère sous ce rapport à ceux du membre inférieur.

Les différents types principaux de texture pour les faisceaux musculaires sont les suivants :

1° Les faisceaux s'unissent suivant leur étendue, leur longueur, ou se disposent parallèlement entre eux. Tel le biceps brachial, dont les différents faisceaux sont tous égaux à la plus grande dimension longitudinale musculaire.

2° Les faisceaux viennent se jeter obliquement sur un tendon ; ils sont tous parallèles entre eux, mais obliquement situés par rapport à la longueur du muscle considéré dans son ensemble. Ainsi se comportent les parties constituantes de l'extenseur propre du gros orteil.

Multiplions les plans d'incidence du type précédent, et supposons qu'au lieu d'un seul plan de fibres tombant obliquement sur un tendon nous ayons une série de pennations, c'est-à-dire un certain nombre de rayons incidents représentés par les prismes musculaires sur un point central qui est le tendon ; nous aurons représenté la disposition de la texture du muscle fléchisseur commun des orteils par exemple.

Au premier type, ou type longitudinal appartiennent les muscles à fibres longues. Nous pouvons leur annexer les formes secondaires suivantes : pyramidale, conique, monogastrique, toutes caractérisées essentiellement par la grande étendue de leurs pièces principales. Malgré leur inégalité apparente ces pièces ont en effet toutes la même longueur ; pour s'en convaincre, il suffit de les ramener au parallélisme, ou bien de les projeter comme coordonnées sur des abscises, ainsi que le montre W. Roux.

Les types pennés, bipennés, polypennés, contiennent des muscles à fibres courtes.

Le type à fibres longues, ou type longitudinal, comprend les muscles de la tête, de l'épaule, du bras, de la hanche, de la face, du tronc, des yeux, etc.

Au type penné, c'est-à-dire, à fibres courtes appartiennent des muscles de l'avant bras, de la jambe, etc.

Il suffit de comparer ces deux modes d'agencement l'un à l'autre pour saisir immédiatement les différences profondes qui les séparent.

La partie musculaire d'un muscle à fibres longitudinales a pour longueur leur longueur même, et pour épaisseur leur épaisseur même. Au contraire le corps musculaire d'un muscle du type penné est indépendant de ses dimensions longitudinales et transversales des dimensions correspondantes des faisceaux musculaires.

En coupant en travers un muscle longitudinal dans sa texture, nous avons l'épaisseur même de l'ensemble des fibres musculaires. Pour obtenir sur une coupe la somme des faisceaux musculaires d'un muscle penné, il faut faire la section perpendiculaire à la direction de ses faisceaux, c'est-à-dire presque parallèle parfois à la longueur du muscle lui-même, et cela dans autant de plans que le muscle contient de plans de pennation. (Voir planche 1).

Dans les muscles longitudinaux, les faisceaux occupent toute la longeur, mais en nombre restreint, dans les muscles pennés on a des faisceaux de faible étendue, mais rachetant cette disposition par la quantité des unités contractiles qui ont pour prendre place toute la longueur squelettique du segment de membre auxquels ils appartiennent.

Nous donnons à la planche I des schémas des différents modes d'agencement des fibres dans les muscles.

Les fibres d'un muscle longitudinal peuvent être parallèles entre elles, ou bien avoir une direction rayonnée : dans ce dernier cas, ou bien une des insertions est ramassée sur un point rétréci, tandis que l'autre au contraire s'étale sur une grande surface osseuse (temporal) ou bien d'un point central partent des fibres irradiées dans touts les directions (diaphragme).

Lorsque les fibres sont parallèles, elles peuvent se continuer avec des fibres tendineuses (1). Mais ceci n'existe guère que pour les muscles larges et minces (muscles larges de l'abdomen, intercostaux) dont les insertions sont linéaires et se font sur une grande étendue.

La plupart des autres muscles nécessitant ces deux conditions opposées, grande quantité de fibres musculaires et petite surface d'insertion, devaient réunir des dispositions spéciales.

L'agencement qui satisfait à ces deux conditions peut se résumer dans la loi suivante : la fibre musculaire, au lieu de se continuer fibre à fibre avec la fibre tendineuse, se jette sur elle obliquement, de façon qu'une seule fibre tendineuse peut donner insertion à un nombre indéterminé de fibres musculaires. Dans ce cas, habituellement les deux extrémités présentent une disposition inverse. Ainsi, si à une extrémité l'aponévrose d'insertion est à la face superficielle, à l'autre elle sera à la face profonde (3 et 2). Si à une extrémité le tendon forme un cône plein (4) à l'autre il formera un cône creux.

Le muscle est dit alors penniforme, parce que les fibres se rendent au tendon central comme les barbes d'une

# Planche 1.

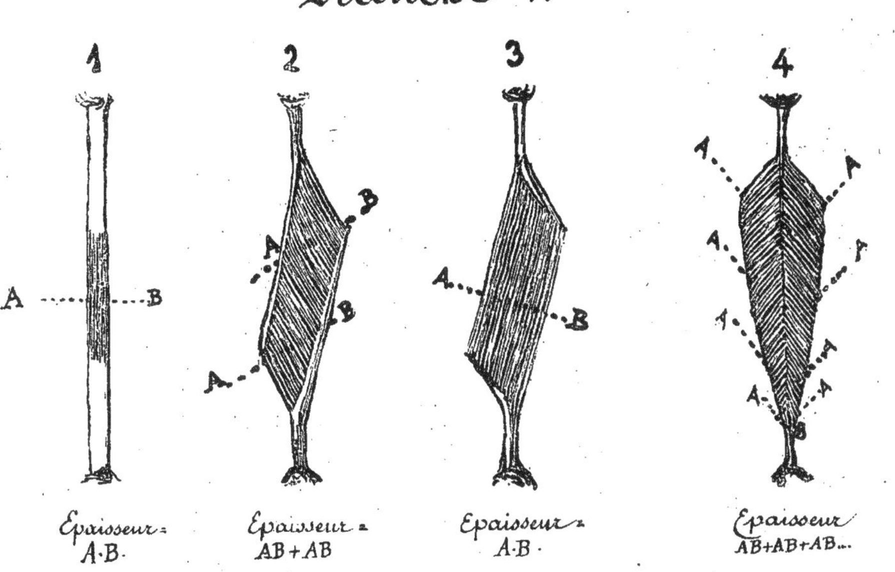


autog. Roche 12 R. Jean-de-Tournes.

plume sur leur tige. Dans l'exemple 2 le muscle est semi-penniforme.

L'agencement des fibres, ainsi que le fait bien voir notre figure, nous montre qu'il faut distinguer avec soin la longueur d'un muscle, la longueur de son ventre charnu et la longueur des fibres musculaires. Le premier terme s'applique à un muscle dans sa totalité, tendon compris, le deuxième au corps charnu du muscle, abstraction faite de son tendon, le troisième aux faisceaux musculaires qui constituent ce corps charnu.

Cette dernière notion est la plus importante, car elle nous indique seule le degré de raccourcissement dont le muscle soit capable et par suite l'étendue possible du mouvement qu'il est destiné à effectuer.

C'est là une notion qu'on ne doit jamais perdre de vue, et l'on se tromperait étrangement si on voulait apprécier le degré de raccourcissement d'un muscle d'après la longueur de son corps charnu. Aussi, dans les deux muscles, 2 et 3, les corps charnus ont la même longueur, mais les fibres de 3 ont une longueur trois fois plus grande que celle de 2, et par suite son raccourcissement sera trois fois plus considérable. En revanche, son énergie sera trois fois plus faible, 2 ayant trois fois plus de fibres charnues et pouvant soulever un poids triple. On peut comparer à ce point de vue le soléaire et le couturier.

Il y a longtemps que Borelli a dit que la quantité du raccourcissement d'un muscle était proportionnelle à la longueur de ses fibres musculaires, raccourcissement que Weber a fixé à 50 0/0. De là il suit naturellement que ce sera le type musculaire longitudinal qui produira les mouvements ayant la plus grande étendue.

La force d'un muscle est évidemment proportionnelle au nombre de ses unités contractiles ; aussi, les muscles à type penné dont la texture a pour raison d'être la multiplicité de ces éléments, sont ceux qui devront produire le plus grand effort. En effet, c'est dans les régions de l'organisme où la fonction exige une action énergique, comme au membre inférieur, que l'on rencontre ce dernier type développé au plus haut degré.

C'est aux régions douées de mouvements à grande amplitude, comme aux membres supérieurs que se localisent les muscles à type longitudinal le plus accentué. Et dans les segments des membres, les régions où la mobilité est grande possèdent des muscles longitudinaux : jambe, hanche, bras, cuisse, celles qui exigent la solidité, des muscles pennés : avant-bras, jambe.

Mais dans chacune de ces régions, entre les muscles voisins, il existe des différences individuelles qui tiennent à une différence dans l'amplitude de la fonction de chacun des muscles.

Nous savons que la plupart des muscles, ceux des membres du moins, agissent sur les segments auxquels ils s'insèrent par le mécanisme du levier interpuissant (3e genre). Mais que de différences dans le mode d'action de chacun de ces muscles, suivant la situation du point d'application de la puissance par rapport à la résistance et au point d'appui.

Les notions vulgaires de mécanique nous apprennent que la puissance agit d'autant plus facilement que son point d'application est plus éloigné de son point d'appui, et réciproquement.

Nous avons à faire une application immédiate de ce

principe de mécanique aux muscles du membre supérieur et du membre inférieur. Pour le membre supérieur les muscles s'insèrent très près du point d'appui, c'est-à-dire très près de l'articulation dans laquelle s'opère le mouvement du levier sur lequel il agit. Les muscles du membre inférieur prennent leur point d'attache sur un point de levier qui est comparativement plus éloigné, et c'est là une première grande différence que nous tenons à affirmer pour les organes actifs du mouvement de ces deux régions du corps.

Considérons en effet les insertions distales du biceps brachial et du brachial antérieur d'une part, celles du biceps fémoral, du demi-tendineux, du demi-membraneux de l'autre, homologues physiologiques : la vérification du fait précédent est de toute évidence.

En outre, il faut considérer l'étendue de la surface d'insertion du muscle sur l'os. Au membre supérieur cette surface est très restreinte ; au membre inférieur elle est beaucoup plus considérable. Il résulte de cette disposition que la force s'exerce au membre inférieur sur un nombre de points plus considérable que dans le membre supérieur.

C'est en tenant compte de ces deux grands faits, l'éloignement du point d'application de la puissance par rapport au point d'appui, d'une part, et de l'autre l'étendue de la surface d'application, que l'on peut être conduit à apprécier d'une façon certaine, la force développée par des muscles physiologiquement homologues dans la partie inférieure et la partie supérieure du corps, en admettant que l'on connaisse au préalable leur surface de section, c'est-à-dire la valeur en centimètres carrés de l'aire formée par la juxtaposition transversale de tous les faisceaux du muscle.

Prenons des exemples que nous empruntons à Lesshaft et à ses élèves :

Voici les abducteurs de l'articulation de l'èpaule, le deltoïde et le sus épineux : leur surface de section est de 27,9 cent. car. Le point d'insertion supérieur de ces muscles égale 44,06 cent. car, et le point d'insertion inférieur est de 13,12 cent. car.

A l'aide de ces données ont arrive à démontrer qu'il faut 4,7 cent. car. de la surface transversale des abducteurs, pour soulever 100 gr. d'os.

Il est bien entendu que l'on connaît pour arriver à ce résultat le poids total du membre supérieur.

Prenons comparativement les abducteurs de l'articulation coxofémorale, c'est-à-dire le tenseur du fascia lata, les deux tiers du grand fessier, le moyen fessier, le petit fessier. Leur surface de section donne un total de 61,2 cent. car. Comme leur point d'insertion supérieur s'appuie sur une surface de 207,54 cent. car. et leur point d'insertion inférieur couvre 15,96 cent. car., il résulte, le poids du membre inférieur étant connu, que 3,4 cent. car. seulement de la surface de section de ces abducteurs de la cuisse suffisent pour soulever 100 gr. de l'os du membre sur lequel le muscle agit.

Ainsi, les abducteurs du membre inférieur sont incomparablement plus forts que leurs homologues du membre supérieur, puisqu'une quantité donnée de leur substance contractile peut produire un effet aussi intense qu'une quantité plus forte des muscles du membre supérieur.

Ce résultat était déjà à prévoir d'après la simple ins

pection des aires de sections comparatives dans les deux groupes musculaires respectifs.

Mais il faut tenir compte de la différence considérable dans l'étendue des surfaces d'insertion supérieure et inférieure, et aussi dans l'inégalité de la situation de la puissance du levier.

Nous donnons un second exemple qui va confirmer les données précédentes :

Soient les adducteurs de l'articulation de l'épaule et de l'articulation de la hanche, d'un côté le grand pectoral, le grand rond, le grand dorsal, de l'autre le pectiné et des trois adducteurs.

A l'épaule les muscles ont 20,3 cent. car. de surface de section ; à la hanche ils ont 35,8 cent. car. et cependant bien que les adducteurs du membre inférieur soient, ainsi que le montrent ces chiffres, presque deux fois plus volumineux que leurs homologues du membre supérieur. on arrive à démontrer qu'il suffit de 1,9 cent. car. de la surface de section de l'adducteur de la cuisse pour produire le même effet physiologique que 3,4 cent. car. de la surface homologue du membre supérieur.

Les mêmes recherches ont été faites pour les fléchisseurs, les extenseurs, les rotateurs en dedans et en dehors de l'articulation scapulo-humérale et de l'articulation coxo-fémorale. De toutes, il résulte que les muscles des membres inférieurs occupent une plus grande surface et que, à quantité égale, ils développent des forces beaucoup plus intenses que les muscles du membre supé rieur.

Cette conclusion générale est bien faite pour démontrer toute l'influence du mode d'insertion sur le levier à mouvoir, puisque les muscles auxquels nous faisons allusion présentent le même type anatomique et sont construits sur un plan analogue aux autres : le deltoïde est fait comme le grand fessier.

Nous pourrions multiplier ces exemples et montrer qu'il en est de même dans les muscles qui agissent comparativement sur l'articulation du coude et du genou, sur l'articulation du poignet et du cou-de-pied. Mais ce serait là une énumération qui deviendrait fastidieuse, d'autant que les résultats ressembleraient, à quelques variantes près, aux données que nous venons déjà d'établir.

Nous voyons donc qu'il existe, de par la mécanique, deux types bien distincts dans les muscles du membre inférieur, et du membre supérieur et de là découlent quelques considérations intéressantes.

Les muscles du membre supérieur exigent une grande dépense d'énergie, car ils produisent des mouvements rapides, précis et étendus, tout en étant dans des conditions mécaniques défavorables à l'économie de la force.

C'est le contraire pour les muscles du membre inférieur qui utilisent au plus haut degré les avantages d'ordre mécanique.

Aussi l'usure doit être plus rapide dans les premiers, et la réparation impérieuse : C'est en effet ce que nous démontre l'observation anatomique, qui nous permet d'assister à la multiplicité et à l'importance des sources nutritives réservées aux muscles du membre supérieur. Et de fait, la comparaison qu'on peut établir entre les organes de la circulation et de l'inervation donne des résultats très dissemblables pour le membre supérieur et le membre inférieur.

Le calibre de l'artère humérale rapporté à un poids donné du membre supérieur est plus considérable que le calibre de l'artère fémorale rapporté au même poids du membre inférieur.

D'après Lesshaft, le rapport du calibre des vaisseaux du membre supérieur, à une masse musculaire donnée, dépasse de 2 ou 3 fois le rapport du calibre des vaisseaux du membre inférieur à la même masse musculaire.

Toutefois, nous devons faire remarquer que, dans cette appréciation à la vascularisation du membre supérieur, il faut faire une part importante à l'exigence des fonctions qui sont localisées dans la main. C'est pour cet organe qu'est destinée une grande partie du sang qui circule dans le membre supérieur.

Cela est si vrai qu'à la suite des amputations de ce segment de membre, l'artère humérale se réduit de la moitié de son calibre.

Il est en outre indiscutable que les nerfs sont beaucoup plus nombreux dans les muscles du membre supérieur que dans les muscles du membre inférieur.

Les muscles animés par le nerf cubital, par exemple, reçoivent, d'après Voichvillo, des tubes nerveux dans la proportion de 1 tube nerveux pour 235.9 de faisceaux musculaires : pour les muscles animés par le nerf obturateur, cette proportion est de 1 tube nerveux pour 315.3 de faisceaux musculaires. Il en est sensiblement de même pour les homologues nerveux et musculaires dans les deux groupes respectifs.

De deux muscles semblablement construits, égaux entre eux soit au point de vue anatomique, soit au point de vue de leurs conditions mécaniques, celui qui contient le plus de tubes nerveux sera doué, cela est évident, de mouvements plus précis et plus habiles : c'est en effet la condition que remplissent les agents musculaires du bras.

Les considérations que nous venons de faire valoir pour des muscles agissant sur des leviers interpuissants (3e genre) pourraient être développées dans le même sens à propos des muscles qui agissent d'après les leviers interappuyants (1er genre) ou interrésistants (2e genre). Nous pourrions montrer également à ce propos toute la valeur de la distance interposée entre les trois facteurs : puissance, appui, résistance, qui agissent sur le levier.

Enfin, il est une dernière considération mécanique qu'il est indispensable de mettre en lumière, nous voulons parler de l'influence du point d'appui fixe de l'organe actif, c'est-à-dire de l'étendue de l'insertion du muscle qui reste fixe.

Un muscle ou un groupe de muscles, par exemple les adducteurs de la cuisse peuvent se contracter en agissant soit sur la cuisse (le point d'appui est alors au pubis) soit sur le bassin (le point d'appui dans ce cas est reporté sur la ligne âpre du fémur).

On voit immédiatement la différence dans les effets mécaniques de ces deux modes d'action.

Lorsque le groupe musculaire agit sur la cuisse, le mouvement d'adduction n'exigera pas un déploiement de force bien considérable, aussi le point d'appui au pubis n'est-il pas très étendu. Mais dans le second cas, la force à déployer étant très considérable pour agir sur la résistance représentée par le poids du tronc, la surface d'insertion fixe comprendra toute l'étendue de la ligne âpre du fémur.

---

# CHAPITRE II

## Muscle dans les états pathologiques.

MORPHOLOGIE. — FONCTION.

Après ces considérations qui ont eu pour but d'élucider les rapports entre la fonction et la morphologie des différents muscles de l'organisme, nous voulons, en nous guidant sur l'observation, démontrer comment les variations de la fonction modifient chaque muscle considéré en particulier.

Comme on le verra, toutes nos observations seront la confirmation de ce principe fondamental que la longueur du faisceau musculaire est proportionnelle à l'étendue du mouvement, et que l'épaisseur du corps charnu est en rapport direct avec l'intensité de l'effet produit.

Nous emprunterons nos exemples : 1° aux anomalies musculaires ; 2° aux transformations que font subir à certains muscles la diminution ou la suppression de la mobilité de l'articulation qu'ils font mouvoir : par exemple la transformation fibreuse des carrés pronateurs dans la réduction de la pronation, celle des muscles des gouttières vertébrales dans la cyphose et la scoliose, celle des muscles des membres dans les résections des articulations adjacentes.

Nous empruntons à l'ouvrage de W. Roux, que nous avons déjà cité, une série d'observations faites sur des anomalies musculaires trouvées chez des sujets adultes, étudiées au et point de vue des conditions fonctionnelles.

### Anomalies.

1° *Muscle court extenseur du troisième doigt de la main* prend son origine au carpe, couvert par le ligament commun du carpe. Il est plus court de 1 m/m que le long extenseur qui a 37 m/m, car il lui manque la mobilité qui résulte du relâchement des ligaments communs dorsaux du carpe par l'extension, et de la tension sur la convexité de l'articulation de la main par la flexion. Il est réglé comme l'extenseur normal, et a le même coefficient en raccourcissement que le muscle normal.

2° *Chef accessoire du muscle interosseux dorsal de la main* prend son origine à la surface plane du dos du troisième métacarpien. Ses faisceaux musculaires sont plus courts qu'à l'état normal, mais réglés comme lui. Il a 77 m/m de long et est constitué par des faisceaux d'une longueur maxima de 17 m/m. Aussi est-il penné complètement, et grâce à la présence de plusieurs tendons, à une pennation composée.

3° *Muscle sternalis*, à cause de l'égale mobilité de la partie des tendons en haut et en bas, les faisceaux musculaires sont égaux. L'ensemble du muscle est légèrement penné.

4° *Muscle sternalis*. Comme le précédent, mais un peu plus penné.

5° *Muscle tenseur hypothénar*, passe de l'avant-bras sous le ligament transverse propre du carpe et sous l'aponévrose palmaire de l'éminence thénar du petit doigt.

6° *Muscle sternalis* à tendons inférieurs bifurqués avec une inégale mobilité de la partie correspondant à des portions de muscle inégales en longueur de 32 m/m à 41 m/m. Muscle demi-penné sur 26 m/m de long.

7° *Muscle lacerti fibrosi brachii*. Part de la partie externe du muscle brachial interne; une de ses portions traverse en avant du tendon du biceps, l'autre s'insère à la tubérosité du cubitus. Il est bipenné, et doit avoir été altéré d'une façon incontestable sur une certaine longueur par l'action des muscles voisins.

8° *Chef accessoire du muscle gastro-cnémien*, part d'une partie du muscle libre à l'origine du tendon, est à moitié penné, s'insère par un ligament plat au tendon d'Achille. Il est réglé dans sa longueur de la même manière que le muscle normal.

9° *Court extenseur du gros orteil*, s'insère sur le tendon du court extenseur du gros orteil ; est mi-penné dans son ensemble ; est constitué par treize demi-pennations.

10° *Chef accessoire de l'abducteur du pouce*. Plusieurs fois penné : en ce qui concerne l'unité de la régulation de la longueur, l'action de la portion normale n'est pas très certaine.

11° *Chef accessoire du 1er lombrical* part du point de séparation des tendons du fléchisseur du pouce. Il est bipenné et réglé presque comme le muscle normal.

12° *Muscle élévateur de la glande thyroïde*. Des faisceaux des muscles hyothyroïdiens partent sur la portion médiane de la glande : ils sont également longs entre eux, pennés. D'autres faisceaux se rendent aux tendons des muscles sterno-thyroïdiens. Ils sont aussi égaux entre eux en longueur, mais plus courts que les précédents. Ces deux sortes de faisceaux sont plus longs que les fais ceaux normaux des muscles hyothyroïdiens.

13° *Faisceau anormal éleveur de l'épaule.* Un faisceau musculaire prend naissance de la partie musculaire antérieure du muscle rhomboïde, il est plus long que les faisceaux normaux et l'excès de longueur peut se raccourcir de 50 °/₀. Ainsi le faisceau musculaire est réglé par sa propre longueur.

14° *Muscle sternalis double.* Le muscle sternalis droit est penné très haut ; le muscle sternalis gauche a en haut un seul tendon, en bas deux tendons avec une certaine mobilité. Les faisceaux musculaires de la partie anormale ont 18 et 37 m/m de long, mais chaque partie est également longue, pennée.

15° *Faisceau anormal du petit dentelé.* Les faisceaux postérieurs du muscle petit, dentelé, marchent parallèlement à la colonne vertébrale jusqu'à la 10e côte. Ils sont égaux en longueur, faiblement mi-pennés.

16° *Muscle radial interne droit* envoie une partie de son tendon au radius, au-dessus de l'insertion du long supinateur. Le muscle a ses faisceaux plus courts que la normale de l'autre côté, et leur puissance de raccourcissement est de 54 °/₀. Comme le muscle normal, il est penné.

17° *Chef accessoire du vaste externe* part avec un tendon plus long de 16 cent. à la ligne oblique du fémur. Il est penné et aussi long que la partie normale.

18° *Court adducteur du pouce.* S'insère par sa partie moyenne à la gaine du tendon du long fléchisseur du pouce. Il est fortement penné.

19° *Muscle long palmaire* s'insère par une moitié de son tendon à l'aponévrose de l'avant-bras, au-dessus de l'articulation de la main ; est normal pour son autre moitié. Les deux parties ont la même mobilité et la même longueur de faisceaux.

20° *Chef accessoire de l'abducteur du 5e doigt* part de l'aponévrose de l'avant-bras, présente deux chefs de mobilité et de longueur différentes, mais est réglé comme le muscle normal et plusieurs fois penné.

21° *Muscle sternalis droit* se rend en diagonale sur l'angle interne inférieur du muscle grand pectoral droit. Il sort avec un tendon unique du faisceau musculaire du grand pectoral de l'autre côté, et se termine par un tendon unique sur la gaine du muscle droit.

22° *Faisceau anormal du diaphragme.* Va dans la direction d'avant en arrière du côté gauche de la partie du centre tendineux. La mobilité de cette partie est très faible, car la longueur de 29 m/m n'est qu'une petite fraction des faisceaux normaux de cette direction, est plusieurs fois penné.

23° *Muscle long, palmaire gauche* s'insère par un tendon long de 15 cent., est penné sur une longueur de 49 m/m seulement, tandis que le droit l'est sur 95 m/m et inséré normalement. L'amplitude du mouvement de l'articulation du coude n'est à gauche que de 2,5 m/m et à droite de 5 m/m, le muscle gauche a ses faisceaux un peu plus courts que le muscle droit.

24° *Muscle élévateur du lobe droit de la glande thyroïde.*

Le point d'origine se trouve conjointement à l'insertion du muscle sternohyoïdien, tout près de la ligne médiane. Il est séparé par un espace large de 7 m/m du muscle thyrohyoïdien, d'où il tire habituellement son origine. Il n'est que de 4 m/m plus long que le muscle thyrohyoïdien (52 m/m au lieu de 48 m/m), mais il est notablement plus court que le sternohyoïdien dont il semble sortir.

25° *Muscle long fléchisseur du pouce*, anormal par une partie de ses faisceaux ; forme un tendon particulier qui se réunit au tendon fléchisseur profond du 2e doigt. Ce muscle, plus long que le long fléchisseur du pouce, mais un peu plus court que le fléchisseur profond du 2e doigt, a le même coefficient de raccourcissement que ce dernier; il est penné sur 27 m/m de longueur.

26° *Fléchisseur commun profond des doigts dégastriques*. La somme des deux faisceaux juxtaposés est un peu plus courte que le tendon d'insertion des faisceaux non séparés (74 m/m au lieu de 85). Ces derniers sont un peu plus plats et sont situés plus haut que l'avant-bras ; donc par l'action des autres muscles du pli du coude, ils seront tendus plus énergiquement que les muscles situés profondément près de l'os qui eux, restent droits.

27° *Elévateur de la glande thyroïde*, prend naissance comme dans l'observation 24 en se séparant du muscle thyrohyoïdien ; il n'est guère plus long que ce dernier (41 m/m et 39 m/m). Comme le larynx et la glande thyroïde avaient été enlevés, on n'a pu juger si la mobilité de la glande thyroïde avait éprouvé une diminution correspondante.

28° *Muscle grand rhomboïde* se rétrécit subitement dans sa portion inférieure, et a perdu 16 m/m des 148 m/m de faisceaux longs de la portion normale, tous deux mesurés dans le maximum d'abduction de l'omoplate. Mais une recherche plus minutieuse montre que la partie la plus raccourcie ne s'insère plus au scapulum mais immédiatement au-dessous, au muscle grand dentelé. et pour cela, par l'abduction de l'omoplate, il peut y avoir peut-être une perte de raccourcissement de 1 cent.

29° *Long abducteur du pouce, légèrement digastrique.* Le court extenseur du pouce fait défaut; à sa place des faisceaux musculaires qui en dépendent s'insèrent au long abducteur du pouce. Aussi des faisceaux supérieurs de ce muscle prennent-ils la direction radiale du tendon normal qui se continue en quelques faisceaux anormaux du court abducteur du pouce. Cette partie du court abducteur est plus longue que normalement (38 m/m au lieu de 28 m/m) peut-être parce qu'elle est allongée accidentellement par le chef supérieur du muscle ainsi formé.

30° *Troisième chef du biceps brachial* part de l'insertion du grand pectoral. Il est plus court que les deux chefs normaux (97 m/m au lieu de 116 pour le court chef. 113 pour le long chef) et est réglé comme le brachial interne.

31° *Le long chef du biceps* est uni étroitement par son tendon à l'humérus, mais il est plus court que le court chef (106 m/m contre 161 m/m). Il est réglé presque comme le muscle brachial interne, aussi est-il penné.

Les observations que nous venons de passer en revue servent donc à affirmer les propositions suivantes :

1° Les faisceaux musculaires d'un muscle présentant une anomalie qui aboutissent à des faisceaux tendineux ayant la même étendue de mouvements ont la même longueur. Ex : 3, 4, 5, 7, 8, 9, 10, 11, 13, 14, 15, 17, 19.

2° Quand les faisceaux musculaires d'un muscle présentant une anomalie s'insèrent à des tendons de mobilité différente, ils ont des longueurs inégales, et toujours les faisceaux les plus longs s'insèrent sur les tendons les plus mobiles : 1, 6, 12, 14, 16, 18, 20, 25.

3° Si le tendon se fixe anormalement sur une portion moins mobile que normalement, des faisceaux de muscle anormal seront plus courts que les faisceaux du muscle normal. Ex : 1, 2, 10, 11, 16, 18, 22, 23, 24, 26, 28, 30, 31.

4° Si au contraire l'insertion se fait sur un point plus mobile, les faisceaux musculaires seront plus longs qu'à l'état normal. Ex : 12, 13, 20, 25, 29.

5° Ces rejets de muscles normaux ont le même coefficient de raccourcissement que le muscle normal lorsqu'ils doivent concourir à l'exécution de la fonction normale,

Voyons maintenant comment se comportera le muscle lorsque, par suite d'une affection pathologique, l'amplitude du mouvement d'une articulation se trouvera diminuée. Nous avons rencontré et étudié avec soin un cas de lésion de l'articulation radio-cubitale supérieure ou, par suite de la seule diminution de la fonction, la substance musculaire du carré pronateur a été remplacée par du tissu fibreux, tissu approprié au nouvel usage de muscle, dont la portion contractile était devenue inutile.

Il s'agissait d'une femme de 35 ans qui présentait une ostéite de l'extrémité supérieure des os de l'avant-bras droit. L'avant-bras étant en pronation, et avait décrit dans ce mouvement une excursion de 100° à partir de la supination. Il pouvait encore parcourir dans le sens de la pronation environ 80°. Il y avait donc une abolition de mouvement de 100° et une conservation de 80°.

La dissection montra l'intégrité du radius et du cubitus du côté du carpe et de leur articulation inférieure. Il n'y avait pas trace de lésion ambiante autour du carré pronateur pas plus dans les parties molles que dans le squelette.

Voici quel était l'état comparatif du carré pronateur à droite et à gauche. (Voir la planche II).

A gauche, c'est-à-dire du côté sain, le tissu contractile a conservé ses dimensions normales, et voici les mesures prises avec la plus grande rigueur :

La hauteur du muscle dans le sens du grand axe des os de l'avant-bras donne, en dedans, le long du cubitus 36 m/m, au milieu, le long de l'espace interosseux, 35 m/m, en dehors, le long du radius et dans le point le plus rétréci, 26 m/m. Suivant le sens transversal, nous trouvons à l'union du tiers moyen et du tiers supérieur 33 m/m. et à l'union du tiers moyen et du tiers inférieur 35m/m. Les mesures comparatives de la substance musculaire rouge et du tissu fibreux que l'on peut voir à la surface externe du muscle sont, dans le sens transversal, pour la substance musculaire, au tiers supérieur, 22 m/m, au tiers moyen, 26 m/m, au tiers inférieur, 26 m/m. Le tissu fibreux mesuré au niveau de sa plus grande étendue, c'est-à-dire au niveau du tiers moyen, a une longueur de 15 m/m.

Voici maintenant pour le côté droit, côté de l'ankylose du coude. Dans le sens de la hauteur, le muscle mesure en dedans, le long du cubitus, 36 m/m, au milieu, le long

# Planche 2.

Main gauche

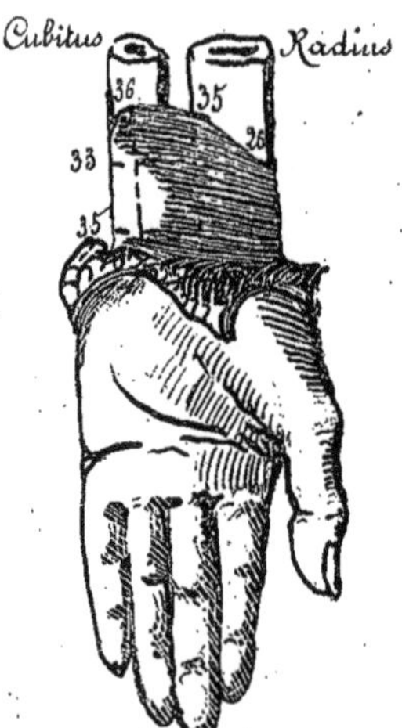


Main droite
Côté de l'ankylose.

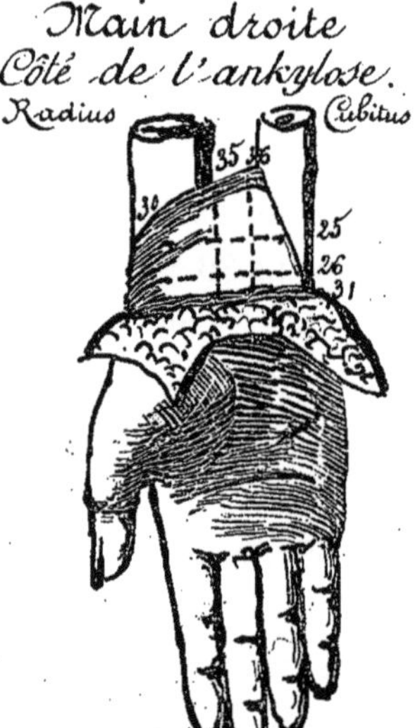


E. Loison _ ad. nat. del.

La colonne I nous apprend quelle était la grandeur de mouvement conservée par l'articulation ; la colonne II nous donne le rapport de la longueur du plus grand faisceau musculaire dans le maximun de la supination avec la largeur de l'avant-bras. On voit que dans l'amplitude normale, qui est de 180° suivant Braune et Flugel, la longueur du muscle ne dépasse pas une fois et demie la longueur de l'avant-bras.

Si nous comparons les chiffres du raccourcissement trouvés avec le chiffre normal 60 °/₀ de la grandeur de raccourcissement, nous voyons dans la colonne III que l'adaptation est obtenue complètement ou presque complètement dans un certain nombre de cas où la limitation de mouvement était insignifiante, entre 102° et 125°. Ainsi le coefficient de raccourcissement des chiffres 10 à 25, oscille dans le voisinage de 60 °/₀. La colonne IV démontre la même chose, mais d'une façon différente. La colonne V nous donne l'amplitude du mouvement que chaque muscle pourrait produire s'il se raccourcissait de 60 °/₀. Ainsi pour l'exemple I, la longueur du muscle, avec un raccourcissement de 60 °/₀ n'effectue qu'un mouvement de 48°, au lieu de 180° ;

La loi de Weber nous fait voir que le muscle peut se raccourcir en moyenne de 50 °/₀ de sa plus grande longueur (pour le carré pronateur ce coefficient de raccourcissement est de 60 °/₀). Pour une limitation de mouvement de un centimètre, le muscle aura donc deux centimètres de trop : pour qu'il y ait adaptation à ce nouvel état de choses, à cette limitation du mouvement, le muscle, en plus du simple raccourcissement par contraction, doit employer un autre procédé. Nous voyons que c'est à l'agrandissement de la portion tendineuse, et à la diminution équivalente de la partie musculaire qu'il a recours pour arriver à ce résultat.

Ce procédé de régulation, nous l'appellerons raccourcissement tendineux du muscle. On peut rencontrer suivant la quantité de mouvement perdue par l'articulation, une grande différence dans les longueurs comparées des fibres musculaires et des fibres tendineuses. Dans les cas extrêmes, le muscle ne fait qu'une petite bordure sur le bord du radius, le tendon complète le défaut de longueur du muscle en recouvrant le reste de la largeur des os de l'avant-bras.

Une autre preuve du raccourcissement musculaire avec allongement correspondant des tendons nous est fournie par l'état des muscles du dos que W. Roux a observés chez un homme dont la portion dorsale de la colonne vertébrale présentait une courbure cyphotique très accentuée.

Cet homme avait une taille de 1 m. 53 ; ses membres étaient sains, sa musculature dépassait la moyenne, et présentait cette belle couleur rouge foncée, qui est considérée comme une preuve de vigueur considérable.

Les muscles longs du dos ont été étudiés pour se rendre compte des modifications survenues dans ces muscles par le fait de la cyphose. Wirchow avait déjà fait des recherches dans un cas analogue, et il avait trouvé que la substance musculaire du long dorsal avait complètement disparu le long de la convexité. A l'examen microscopique, quelques fibres musculaires présentaient encore une striation transverse très marquée tandis que la plupart des autres fibres étaient infiltrées de graisse. Cette infiltration graisseuse s'étendait très bas ; on en trouvait même dans le tissu conjonctif intersticiel.

On voit d'après cette description qu'il n'y avait pas seulement là atrophie due au manque de mouvement, mais encore atrophie due à la compression du muscle sur le plan osseux résistant.

Dans le cas qui nous occupe, sur le sommet de la convexité de la cyphose, constitué par le huitième côté, et également au-dessus et au-dessous, le long dorsal présente une diminution de fibres musculaires : celles qui subsistent présentent une coloration gris opaque. Le muscle se continue en bas par la substance musculaire normale, rouge, et se termine, en haut comme en bas,. par un tendon nacré.

Au microscope, les fibres musculaires grisâtres sont constituées par des fibres parallèles, ondulées, qui, par l'acide acétique étendu, se gonflent et s'éclaircissent exactement comme les fibres des tendons blancs ordinaires avec lesquelles elles se continuent. Ce qui les distingue des fibres tendineuses normales, c'est une ondulation beaucoup plus fine, et des dépôts granuleux d'hématoïdine disposés en stries. Dans les intervalles des fibrilles, on trouve aussi des dépôts cornés : c'est là ce qui explique la coloration gris rougeâtre et l'aspect trouble de ces fibres tendineuses de nouvelle formation. Chaque tendon ainsi formé est plus épais que le tendon normal avec lequel il se continue.

Il y a des fibres musculaires qui sont absolument normales : elles sont, comme dans tous les muscles, d'épaisseur variable, de force moyenne, il y en a de très délicates et d'exceptionnellement épaisses l'une à côté de l'autre, et présentant une belle striation transversale. Dans l'intérieur de quelques rares fibres musculaires, on rencontre des corpuscules semblant indiquer un processus régressif.

Ainsi que nous l'avons dit sur la convexité de la cyphose, et tout à l'entour, le long dorsal présente une tranche où le tissu a subi une transformation tendineuse. On pourrait croire à une atrophie due à la pression ; mais en pénétrant dans la profondeur du muscle, au point où la pression devait être la plus forte, sur la huitième côte par exemple, on rencontre la substance musculaire rouge normale, tandis qu'on trouve la transparence tendineuse bien au-dessous, dans des points qui n'ont jamais été comprimés.

On ne peut malheureusement pas étudier à fond la mobilité, car le sternum et le bassin ont été détachés. Néanmoins, il est facile de constater que les fibres musculaires s'insérant sur des régions mobiles (vertèbres lombaires, vertèbres cervicales), ont subi une transformation tendineuse moins considérable que celles où tout mouvement était aboli par suite de la fixation de la colonne.

Ainsi, les fibrilles du muscle long dorsal au niveau de la deuxième côte, le transversaire du cou, ne présentent aucune altération tendineuse, tandis que le transversaire épineux, de la partie inférieure à la partie supérieure des vertèbres dorsales, ne présente à l'œil nu que très peu de points exclusivement musculaires : d'ailleurs au microscope on constate facilement cet envahissement tendineux.

En ce qui concerne le muscle sacro-lombaire, nous

remarquons que seules les fibres allant du bassin au thorax ont subi un raccourcissement tendineux d'autant plus considérable qu'elles s'inséraient plus haut dans le thorax, tandis que les fibres se dirigeant en bas et celles s'insérant aux côtes ne présentent aucune altération tendineuse.

Cela tient à ce que le thorax était rapproché en masse du bassin, tandis qu'il n'y avait aucune altération de la mobilité des côtes les unes par rapport aux autres.

Voici d'ailleurs les chiffres que donnent les mensurations exactes :

| Muscle | Insertion | Tendon de nouvelle formation Inférieur | muscle | Tendon de nouvelle formation Supérieur |
|---|---|---|---|---|
| Long dorsal | 9e côte............ | 35 m/m | 28 m/m | 35 m/m |
| — | — ............ | 69 | 28 | 6 |
| — | 11er vert. dors....... | 52 | 22 | 13 |
| — | — ...... | 43 | 22 | 21 |
| Faisceaux du long dorsal | 1e lombaire à...... 8e dorsale ......... | 36 | 0 | 36 |
| — | 1e lombaire à...... 6e dorsale ......... | 25 | 8 | 12 |
| — | 3e lombaire à...... 6e dorsale ......... | 19 | 23 | 25 |
| — | 2e lombaire à...... 6e cervicale........ | 22 | 41 | 12 |
| Tranversaire épineux | 8e et 5e dorsale.... | 12 | 14 | 0 |
| Multifidus | 7e dorsale à........ 4e cervicale........ | 0 | 37 | 14 |
| — | — ........ | 8 | 37 | 6 |
| — | — ........ | 14 | 37 | 0 |
| Sacro lombaire | du bassin à la 5e côte | 0 | 65 | 40 |

La signification de ces faits est bien nette, par la cyphose il y a diminution et même par places abolition de la mobilité, à laquelle nous voyons correspondre un raccourcissement des fibres musculaires avec conservation de leur épaisseur normale. A la place de la substance musculaire nous trouvons une substance tendineuse de nouvelle formation qui ne diffère de la substance tendineuse normale que par des détails insignifiants.

Ce raccourcissement tendineux se rencontre aux deux extrémités des fibres : il est rare qu'il soit réparti également aux deux extrémités, et encore bien plus rare qu'il ne se trouve qu'à une seule extrémité. Cette inégalité dans la répartition semble être sous la dépendance de la pression qu'exercent les parties voisines : c'est en effet, là que se localisent les altérations musculaires dues à d'autres causes.

Une remarque encore à ajouter : l'affection était ancienne, il n'existait aucun travail inflammatoire, en outre la mobilité des muscles n'était pas, comme dans les observations de carrés pronateurs, diminuée dans une position de contraction, mais bien dans une position d'extension ; il ne saurait donc être là question d'une simple contracture.

Le sujet porteur de cette cyphose appartenait à la classe ouvrière : on ne peut donc pas invoquer l'atrophie d'inactivité, il était au contraire très actif, ses muscles étaient sains et robustes, et les fibres musculaires n'avaient subi aucune altération par le fait de la pression due à leur tension sur la convexité de la huitième côte.

Il y a là un processus qui diffère absolument de la dégénérescence graisseuse des muscles.

Là où les muscles n'ont aucun usage, ils ne peuvent conserver leur structure normale : ici, en raison de l'activité des parties voisines, il ne pouvait se faire de modification allotrophique, comme cela arrive dans les muscles inactifs. Au lieu de fibres longues infiltrées de graisse, résultat de l'atrophie ou de l'allotrophie, on rencontre des fibres raccourcies, épaissies, se continuant avec des tendons de nouvelle formation dus à la traction des parties actives du muscle. Ces tendons ont comme les tendons normaux, une belle couleur blanche nacrée.

Ainsi, outre le raccourcissement musculaire produit par l'allongement du tendon, nous avons là une preuve évidente de l'allongement du tendon dû à la persistance de la traction des muscles.

Les travaux de Jules Guérin viennent nous apporter une nouvelle confirmation de cette transformation tendineuse des muscles. Depuis longtemps cet auteur a reconnu que, dans les difformités anciennes produites par la rétraction musculaire, c'est-à-dire où les muscles et tendons raccourcis sont soumis à des tractions incessantes et exagérées, il est de règle que la portion charnue perd graduellement de sa consistance, jusqu'à disparaître parfois tout à fait, au profit de la portion tendineuse qui gagne en longueur ce que le muscle a perdu dans ses autres dimensions.

Nous ne ferons que citer des exemples de cette métamorphose, qui font l'objet d'une communication de Jules Guérin à l'académie de médecine :

1° Un cas de torticolis ancien extrême, où le sterno-mastoïdien est converti en une corde tendineuse entre ses deux points d'insertion ;

2° Un cas de rétraction extrême de la main, où les grand et petit palmaires, dépouillés de toute fibre charnue, ne formaient plus que deux tendons sur lesquels il est presque impossible de reconnaître le point de départ de cette transformation ;

3° Un cas de déviation latérale de l'épine dans lequel bon nombre de faisceaux du long dorsal et du sacrolombaire, du côté de la concavité de la courbure initiale. ont perdu presque toute trace de leur portion charnue ;

4° Trois cas de rétraction extrême de la main et de flexion du coude, offrant les mêmes transformations des muscles correspondants ;

5° Trois cas de flexion et rotation de la jambe sur la cuisse dans lesquels les muscles fléchisseurs et rotateurs de la jambe sont presque entièrement tendineux ;

6° Enfin un cas exceptionnellement intéressant de pied équin au troisième degré, dans lequel on peut constater simultanément la transformation fibro-tendineuse des muscles jumeaux, le tendon d'Achille ayant presque doublé de longueur, derrière le muscle soléaire passé à l'état graisseux, et à côté des muscles jambiers et péroniers ayant conservé leur consistance et leur couleur normale. Dans cet exemple se trouvaient réunies les trois conditions réglant l'état de ces muscles, la rétraction extrême des muscles jumeaux ; le relâchement et l'inertie du soléaire qui n'avait point participé à la rétraction des jumeaux, et dont les points d'insertion s'étaient considérablement rapprochés ; les muscles latéraux restés normaux, et ayant ainsi conservé toutes les conditions de leur structure et de leur fonctionnalité normale.

La contre-partie de tous ces faits se présente lorsque la ténotomie a restitué au muscle rétracté sa tension normale. Après quelques années, si ce n'est après quelques mois, la constitution anatomique de ces muscles est rétablie. A l'autopsie on peut voir chez les sujets anciennement opérés l'inverse de ce que révèle l'autopsie des sujets non opérés, et l'on constate ce double fait de la conversion du muscle en tendon, et du retour du tendon à la constitution musculaire.

Il en est de même à la suite des résections, dans lesquelles il y a, soit pendant la période de guérison, soit pendant la convalescence, une atrophie des muscles qui gouvernent l'articulation opérée, atrophie qui s'effectue aussi bien dans le sens de la longueur que dans le sens de l'épaisseur.

Cetteatrophie n'est pas simplement d'origine trophique, elle tient encore à la diminution du mouvement de l'article pendant la maladie et la convalescence. Une fois la guérison obtenue, les mouvements ont une excursion moindre que dans l'état normal : les muscles adapteront leur longueur à cette nouvelle exigence fonctionnelle, c'est-à-dire ils diminueront de longueur d'abord, d'épaisseur ensuite, puisque l'articulation nouvelle est moins solide que l'ancienne, et se prête à des mouvements d'intensité moindre.

Nous dirons, pour nous résumer, que ces cas de carrés pronateurs, de muscles lombaires du cyphotique, d'anomalies musculaires, etc., nous autorisent à poser le principe suivant :

Le raccourcissement musculaire que nous considérons comme une adaptation à une diminution de mouvement en rapport avec le nombre des prismes musculaires constituant la longueur du muscle, repose sur une diminution du nombre de ces prismes. C'est reconnaître l'existence morphologique de la régulation de la longueur du muscle.

# CHAPITRE III

## Théorie de la régulation de la forme par la fonction. — Autorégulation.

Ce qui précède nous montre que la longueur morphologique du muscle est réglée par l'amplitude des mouvements que doivent faire ses extrémités, et cela aussi bien dans la période de croissance de l'individu qu'à l'occasion des changements qui surviennent après l'âge adulte. Voyons maintenant comment s'obtient cette régulation de la longueur, et comment se comporte la régulation de la largeur par rapport à la longueur du muscle.

En ce qui concerne la régulation de l'épaisseur d'un muscle, ce que l'on sait depuis longtemps, c'est que les muscles qui ne servent pas ou que très peu restent très minces. Pour arriver à produire une certaine force musculaire, il faut absolument qu'il y ait une certaine quantité de travail.

Cette quantité, en vertu des propriétés intimes du tissu musculaire sera parfois suffisante, d'autres fois trop grande pour une même épaisseur de muscle.

La conséquence de ce rapport qui unit l'épaisseur du muscle à sa fonction, est que l'on peut considérer chez un adulte la force des muscles normaux comme déterminée par la quantité de leur fonction, et cela pour l'augmentation aussi bien de la longueur que de l'épaisseur.

Mais l'atrophie d'inactivité est une affection tellement rare que nous la trouvons presque toujours unie à l'atrophie due au manque de nutrition.

Néanmoins, notre exemple du carré pronateur et la transformation presque complète de ses fibres musculaires en tissu fibreux est une preuve indéniable de l'atrophie d'inactivité, puisque aucun trouble trophique ne pouvait être invoqué pour expliquer cette substitution de fibres tendineuses à des fibres musculaires.

Nous empruntons à M. W. Roux un tableau qui donne les résultats obtenus par la mensuration du court chef du biceps chez vingt-deux individus bien constitués. Tous ont été mesurés dans la même position, c'est-à-dire l'avant-bras étendu, et le bras allongé le long du corps. Si l'on réduit la longueur du muscle dans les mêmes proportions que la longueur de l'humérus, et si l'on prend une longueur fixe d'os comme point de comparaison, on voit combien faible est l'écart entre les longueurs trouvées dans la colonne I et la colonne IV. S'il y a des différences, elles n'obéissent à aucune règle fixe, et n'ont aucune relation avec les variations de l'épaisseur du muscle.

TABLEAU II

**Court chef du muscle biceps**

| | I. Surface de section du muscle en c/m carré | II. Longueur du muscle en c/m. | III. Longueur de l'humérus en c/m. | IV. Longueur en c/m du muscle par rapport à 30 c/m de longueur d'humérus |
|---|---|---|---|---|
| 1 | 6 | 14 | 30.2 | 14 |
| 2 | 4.7 | 15.5 | 33.9 | 13.6 |
| 3 | 4 | 17.5 | 33.8 | 15.5 |
| 4 | 3.8 | 15.7 | 31.2 | 15.1 |
| 5 | 3.3 | 14.7 | 29.7 | 14.9 |
| 6 | 3.2 | 11.6 | 28.6 | 12.2 |
| 7 | 3.1 | 12.2 | 29.3 | 12.5 |
| 8 | 3 | 11.3 | 30.1 | 11.2 |
| 9 | 3 | 14.3 | 31.8 | 13.8 |
| 10 | 2.4 | 12.6 | 27.8 | 13.6 |
| 11 | 2.4 | 14.5 | 32.7 | 13.3 |
| 12 | 2.2 | 10.5 | 28.2 | 11.2 |
| 13 | 2.2 | 15.5 | 32.1 | 14.5 |
| 14 | 2 | 13.2 | 28.2 | 14 |
| 15 | 1.9 | 16.1 | 33 | 14.6 |
| 16 | 1.8 | 12.4 | 29.7 | 12.5 |
| 17 | 1.3 | 13.5 | 25.6 | 15.8 |
| 18 | 1 | 16.3 | 28.9 | 16.9 |
| 19 | 0.9 | 11.6 | 29 | 12 |
| 20 | 0.6 | 14.1 | 28.6 | 14 |
| 21 | 0.4 | 12 | 28.2 | 12.7 |
| 22 | 0.3 | 12.7 | 27.5 | 13.5 |

Tels sont les résultats que nous donne un muscle composé de faisceaux de même longueur. Si nous faisons les mêmes recherches sur un muscle composé de faisceaux d'inégale longueur, comme le long supinateur, par exemple, nous verrons qu'il en sera de même.

Le tableau suivant, ou les recherches ont porté sur vingt muscles longs supinateurs, nous fait voir que les coupes obliques font varier le diamètre de 13°, par conséquent de 3,5, sans que la longueur varie de, plus du quart, et ces derniers changements n'ont aucun rapport avec ceux de l'épaisseur.

TABLEAU III

**Muscle long supinateur**

| | I. Surface de section du muscle en c/m car. | II. Longueur maxima des faisceaux musculaires en c/m. | III. Longueur du cubitus en c/m. | IV. Longueur du muscle par rapport à 25 c/m de longueur de cubitus |
|---|---|---|---|---|
| 1 | 4 | 24 | 28.9 | 20.9 |
| 2 | 3.6 | 24.4 | 28.5 | 21.4 |
| 3 | 3 | 21.9 | 25.1 | 21.8 |
| 4 | 2.4 | 24.2 | 26 | 23.3 |
| 5 | 2.1 | 21.2 | 21.5 | 24.7 |
| 6 | 2.1 | 25.5 | 29.1 | 22 |
| 7 | 2 | 26.3 | 26.6 | 24.7 |
| 8 | 1.5 | 20 | 25.3 | 19.8 |
| 9 | 1.4 | 21.5 | 25 | 21.5 |
| 10 | 1.2 | 25.6 | 26.3 | 24 |
| 11 | 1.2 | 24.8 | 26.4 | 23 5 |
| 12 | 0.9 | 22 | 24.3 | 22.6 |
| 13 | 0.9 | 25.6 | 25.2 | 25.5 |
| 14 | 0.8 | 26 | 26.5 | 24.9 |
| 15 | 0.6 | 20.8 | 23.6 | 22 |
| 16 | 0.6 | 24.4 | 27 | 22.6 |
| 17 | 0.5 | 20.7 | 23.3 | 22.2 |
| 18 | 0.4 | 20.7 | 24.1 | 21.3 |
| 19 | 0.4 | 24.2 | 27.3 | 22.2 |
| 20 | 0.3 | 19.7 | 22.2 | 22.1 |

Ces deux tableaux nous font donc voir que dans les cas d'augmentation ou de diminution de la fonction, il n'y a aucune modification de la longueur du muscle par suite de l'augmentation ou de la diminution de son épaisseur.

Les chiffres du tableau suivant nous montrent qu'il

en est de même dans l'atrophie d'inanition, en nous faisant voir comment se comporte l'épaisseur par suite du changement de longueur.

TABLEAU IV

**Muscle carré pronateur**

| | Côté du corps | I. Fibre musculaire maxima dans la supination (en m/m) | II. Poids des muscles (en gr.) | III. Poids ramené à une longueur de 30 m/m de muscles (en gr.) | IV. Dimension du raccourcissement pour cent | V. Amplitude du mouvement (en degrés) |
|---|---|---|---|---|---|---|
| 1 | d. | 25 | 11.3 | 13.5 | 56 | 118 |
| 2 | g. | 28 | 10.5 | 11 3 | 60 | 141 |
| 3 | g. | 28 | 12.1 | 13 | 49 | 90 |
| 4 | g. | 29 | 7.3 | 7 5 | 59 | 115 |
| 5 | g. | 30 | 4 | 4 | 65 | 179 |
| 6 | d. | 30 | 7.8 | 7.8 | 65 | 126 |
| 7 | g. | 30 | 12.6 | 12 | 57 | 120 |
| 8 | d. | 31 | 4 | 3.9 | 64 | 163 |
| 9 | d. | 31 | 4 | 3.9 | 61 | 143 |
| 10 | d. | 31 | 12 | 11.6 | 52.5 | 112 |
| 11 | g. | 32 | 14 | 13.5 | 54 | 89 |
| 12 | g. | 33 | 7 | 6.6 | 55 | 146 |
| 13 | d. | 33 | 5.8 | 5.3 | 63 | 162 |
| 14 | d. | 33 | 8.4 | 7.6 | 33 | 87 |
| 15 | g. | 33.5 | 6.8 | 6.1 | 64 | |
| 16 | g. | 34 | 7 | 6.2 | 61 | 134 |
| 17 | d. | 34 | 12.1 | 10.7 | 54 | 104 |
| 18 | d. | 34 | 13 | 11.5 | 52.5 | 130 |
| 19 | d. | 35 | 8.8 | 7.5 | 57 | 151 |
| 20 | d. | 35 | 13.5 | 11 6 | 55 | 108 |
| 21 | d. | 35 | 15 | 12.8 | 52 | 133 |
| 22 | g. | 35.5 | 8 | 7 | 60 | 178 |
| 23 | d. | 36 | 14.5 | 12.1 | 61 | 145 |
| 24 | d. | 36 | 15 | 12.5 | 65 | 145 |
| 25 | g. | 36.5 | 3.6 | 3 | 61.5 | 180 |
| 26 | d. | 41 | 14.8 | 10.8 | 51 | 150 |

Nous voyons que la longueur des muscles varie de 25 m/m à 41 m/m et que les poids ramenés à une unité de 30m/m. de muscle oscillent entre 13,5 gr. et 10,8 gr. Ainsi le muscle plus court est considérablement plus épais que le muscle plus long. Les poids varient entre les longueurs et les épaisseurs dans le rapport de 3 à 13,5 et le diamètre dans le rapport de 1 à 2 1/2 et cela d'une façon tout à fait indépendante de la longueur.

Ces conclusions sont les mêmes pour les tableaux II et III, mais les différences de longueur y sont plus faibles.

On peut aussi conclure du tableau IV que les changements d'épaisseur n'amènent pas de changements de longueur.

On a trouvé chez un cyphotique que les muscles des gouttières avaient leur épaisseur normale et un raccourcissement du tiers de leur longueur. Cela prouve que lorsqu'un muscle subit une altération dans sa fonction, on peut y rencontrer des changements de longueur et d'épaisseur tout à fait indépendants les uns des autres.

Ce fait permet de formuler la loi d'hypertrophie d'activité et d'atrophie d'inactivité : l'hypertrophie d'activité et l'atrophie d'inactivité s'exercent dans chacune des dimensions de l'organe qui peuvent être augmentées ou diminuées.

Cela n'empêche pas qu'un muscle peut croître en même temps en longueur et en épaisseur : il y a alors combinaison des deux modes de croissance. C'est, d'ailleurs, ce qui se passe pendant la jeunesse et même parfois dans l'âge adulte.

Nous essaierons de prouver plus tard comment se vérifie cette loi de la limitation dimensionnelle de l'atrophie d'inactivité et de l'hypertrophie d'activité. On a établi différentes théories pour expliquer comment un muscle qui s'exerce beaucoup acquiert de l'épaisseur.

Notre loi viendra renverser l'opinion qui a cours et qui est défendue par J. Muller et Virchow, à savoir que ces changements dépendent de l'hyperhémie fonctionnelle, c'est-à-dire de l'augmentation du courant sanguin qui accompagne l'exécution de la fonction. Mais c'est prendre la cause efficiente pour la condition *sine qua non.* L'hyperhémie fonctionnelle peut augmenter l'échange des matériaux des faisceaux musculaires, mais ne peut pas causer d'augmentation fonctionnelle des parties élé mentaires.

En outre, on ne connaît aucune disposition qui localise l'action trophique du système nerveux central, car, si ce dernier possédait une telle action régulatrice, cela pourrait expliquer l'atrophie et l'hypertrophie dimensionnelle.

J. Muller, Henle, Virchow ont étudié, l'un l'adaptation quantitative, les autres l'adaptation qualitative à l'action de l'excitation fonctionnelle. Ils ont reconnu avec Konheim que l'excitation fonctionnelle a une action trophique. Fick aussi déclare que la nutrition des fibres musculaires est régie par la fonction, et il est bien certain que l'alternative de repos et d'activité est nécessaire pour la nutrition normale et que la masse musculaire croît avec le travail effectué. Lorsque les fibres musculaires sont trop courtes, elles éprouvent une hypertrophie par suite de l'allongement et du raccourcissement constants auxquels elles sont soumises, jusqu'à ce que les muscles aient atteint, aux dépens de leur tendon, la longueur nécessaire.

Dans le même ordre d'idées, Fick admet que lorsque les fibres musculaires sont trop longues, leur nutrition devient trop faible et à chaque contraction, ces fibres n'arrivent pas à atteindre un raccourcissement de 50 %. Elles s'atrophient alors, à partir de leurs extrémités, jusqu'à ce qu'elles aient la longueur voulue. C'est ainsi que d'après cet auteur, s'établit l'équivalence entre la nutrition et la contraction.

Nous voyons donc que la nutrition d'un muscle est sous la dépendance de sa fonction. Dès l'apparition du fonctionnement de chaque muscle soit pendant la vie embryonnaire, soit après la naissance, les excitations fonctionnelles et le développement de la fonction deviennent de plus en plus nécessaires pour le développement des éléments musculaires.

Un muscle qui agit pour une moyenne physiologique de puissance musculaire en rapport avec sa coupe transversale, n'est pas excité simplement pour l'exécution de la fonction. mais encore pour un développement ultérieur d'éléments musculaires.

Ainsi, le développement de la masse musculaire ne dépend pas de la somme des excitations, mais bien de leur intensité ; au lieu d'excitations successives, il faut envisager des excitations simultanées.

Donc si l'intensité fonctionnelle moyenne augmente, la masse musculaire augmentera. Si, au contraire, l'intensité fonctionnelle moyenne diminue, la masse musculaire ne diminuera pas, car, pour conserver cette masse musculaire, l'intensité fonctionnelle n'a pas besoin d'être aussi considérable que pour la former.

Mais lorsque l'intensité fonctionnelle moyenne sera descendue au-dessous de l'équivalence de conservation, il y aura diminution correspondante de la masse musculaire.

Telle est l'explication de la régulation de la masse musculaire en général ; il faut maintenant trouver la localisation de cette régulation.

Si une fibre musculaire doit produire une somme de travail considérable il faudra une impulsion au-dessus de la moyenne, il en résultera une néo-formation de l'élément musculaire, donc accroissement de la masse musculaire.

Cette production d'éléments ne peut se faire que là où, pendant leur formation, ceux qui existent déjà peuvent fonctionner.

Puisque la fonction crée le nombre et la forme des éléments qui doivent fonctionner et pas d'avantage, si la fonction augmente, il n'y aura production et développement de nouvelles parties prêtes à fonctionner que dans les points où la fonction sera devenue plus forte, et ces nouveaux éléments musculaires se disposent en fibrilles primitives.

Il en sera de même, si par suite de l'accumulation des produits de combustion, par manque de régénération, les résistances internes arrivent à augmenter ; il faudra une impulsion plus énergique pour exécuter complètement la fonction. Si le travail à effectuer augmente, il y aura formation de nouveaux prismes musculaires, mais cette formation ne pourra se faire que dans la longueur. S'il y a diminution de la fonction, il en résultera un raccourcissement provenant de la disparition de prismes musculaires dans chaque fibrille primitive.

Le bon fonctionnement d'un muscle est nécessaire pour la formation et la conservation des prismes musculaires, la cause de sa conservation et de sa nutrition se trouve dans son fonctionnement.

Pour découvrir la localisation de l'atrophie, voyons ce que devient le faisceau musculaire dans une période d'activité.

L'excitation fonctionnelle arrive par un ou plusieurs points à la périphérie du faisceau d'où elle s'étend à toute la masse. Ces prismes musculaires doivent donc entrer en action les uns après les autres. Si les résistances à vaincre sont faibles, les prismes musculaires excités en dernier lieu n'auront plus rien à faire puisque les prismes les mieux situés, par conséquent plus facilement excités auront accompli la fonction, et ce seront toujours les mêmes prismes, c'est-à-dire les plus éloignés de la plaque motrice, qui seront dans ces conditions d'inactivité. Car l'observation directe nous démontre que dans les longs faisceaux les coupes transversales les plus éloignées du nerf ne commencent à se raccourcir que lorsque la longueur d'excursion des premiers est épuisée. Alors le faisceau musculaire s'atrophiera à partir de ses extrémités, et s'il y a plusieurs points d'arrivée des nerfs, l'atrophie commencera en plus par les endroits situés entre ces points, et l'épaisseur du faisceau ne subira aucune altération.

Il y a encore autre chose : il peut se faire qu'au moment où l'intensité de la fonction est la même pour les deux extrémités, l'une d'elles soit plus comprimée : les parties de celle-ci s'atrophieront alors les premières et l'atrophie de l'autre extrémité sera diminuée en rapport avec la rapidité de la marche de l'atrophie dans la première extrémité atteinte.

L'excitation doit se localiser dans la dimension de quelques faisceaux : pour un mouvement rapide et à grande amplitude elle s'étend dans la longueur, pour un mouvement énergique dans la largeur.

Si la diminution de la fonction coïncide avec une subite diminution de la position moyenne d'allongement du muscle, celui-ci sera détendu. Comment pourra-t-il recouvrer sa tension? Si le muscle se contracte pour obtenir ce résultat, il s'altèrera par excès de tension et l'on verra disparaître les premiers les muscles qui souffrent le plus de cette tension. La marche de cette disparition ira en se continuant jusqu'à ce que la longueur entre les deux tendons soit comblée par des prismes musculaires ayant une tension normale. Il y aura alors raccourcissement des faisceaux sans aucune modification des tendons. Mais si le muscle reste mou, toutes ces portions sont inutiles pour la fonction et la disparition s'effectuera en largeur et en longueur, en commençant par les prismes musculaires qui étaient les plus actifs par conséquent supportant moins l'inaction et cela jusqu'à ce que les faisceaux aient atteint le raccourcissement nécessaire pour être de nouveau tendus.

Dans les moignons d'amputés, dans les vieilles ankyloses, on trouve des restes de faisceaux musculaires très amincis, séparés les uns des autres par du tissu conjonctif intercellulaire : l'intérieur du sarcolemme est rempli par une masse plus ou moins granuleuse de dégénérescence. On ne rencontre la striation qu'en quelques rares points, et il est bien possible que ces faibles restes de substance contractile ne doivent leur présence qu'à quelque action extérieure. Ce détritus s'est maintenu là parce qu'aucun organe voisin ne lui a disputé la place ; on pourrait croire que cette substance demeure là sans faire aucun échange; mais si l'on sectionne le nerf elle disparaît rapidement et au bout,de quelques mois on ne trouve plus que du tissu conjonctif. La substance qui s'était maintenue n'est pas du muscle, mais un produit d'assimilation et de désassimilation.

Les globules blancs ont de grandes dispositions à envahir tout tissu mourant ou dont la fonction ne s'exécute pas avec énergie, tandis qu'ils paraissent sans action sur un tissu vigoureux. Aussi n'attaqueront-ils pas un tissu anémié simplement par pression.

Selon toute apparence, ce sont des actions réflexes qui peuvent entretenir pendant longtemps les muscles privés de fonction, ou dont la fonction est presque supprimée par les muscles voisins. C'est probablement à ces actions réflexes que l'on doit attribuer la plus grande part de ces anomalies musculaires que nous avons signalées plus haut : c'est à elles qu'elles doivent leur création, leur entretien, leur longueur, l'amplitude de leurs mouvements. En effet, lorsque la portion anormale concourt à la production d'un mouvement déterminé, nous lui trouvons des propriétés identiques à celles qu'a le muscle normal.

Par contre, un muscle qui n'a aucun usage, comme par exemple le muscle présternal, ne tarde pas à disparaître.

Nous savons comment la longueur et la largeur se règlent pour un seul faisceau musculaire ; il en est de même pour un groupe de faisceaux ; ce qui est vrai pour la partie l'est pour le tout.

L'autorégulation est donc due aux excitations fonctionnelles, car celles-ci peuvent amener la création de nouveaux prismes musculaires.

La régénération physiologique de nouveaux faisceaux musculaires exige des rapports intimes avec les nerfs moteurs ; il doit en être de même pour l'hypertrophie d'activité. Il ne s'agit donc pas ici d'un processus nouveau mais simplement d'une disposition spéciale d'un mécanisme physiologique déjà existant.

Lorsque la réaction d'un muscle composé diminue, ou bien tous les faisceaux réagissent plus faiblement, ou bien les uns réagissent plus faiblement et les autres avec l'intensité normale.

Dans le premier cas, tous les faisceaux deviennent plus minces ; dans le second cas, ceux qui ne servent pas s'atrophient et disparaissent.

Examinons maintenant un principe auquel nous avons fait plusieurs fois allusion dans le cours de ce travail, le principe de la sélection des parties dans l'organisme.

Cette sélection peut se faire par suite des variations des parties de l'organisme lui-même, ou bien par suite des variations des circonstances de la vie de l'individu, ou bien encore par la combinaison de ces deux conditions.

Pour la sélection des parties, celles qui l'emporteront seront celles qui seront le plus capables de résister et qui, par leur fonction, auront une puissance d'assimilation plus considérable. On voit une lutte directe des éléments des uns contre les autres, par pression des parties plus fortes sur les plus faibles, par détournement des principes nutritifs, etc... En effet, pour une augmentation d'activité d'un organe, les substances nécessaires à son fonctionnement sont excitées au plus haut point ; elles enlèvent leur nourriture aux autres parties; par une croissance plus rapide leur enlèvent la place, et en outre les gênent par pression directe. Cela aboutit à l'élimination des parties gênées et en fin de compte, il ne subsiste que les parties capables de se maintenir.

L'accomplissement de la fonction étant indispensable au maintien des prismes musculaires, ceux-ci disparaîtront lorsque la fonction disparaîtra.

Les parties qui ne peuvent supporter les changements des conditions extérieures s'éliminent, celles qui résistent viennent prendre la place, de sorte qu'il y a toujours des parties qui fonctionnent.

Ainsi dans l'atrophie musculaire, qu'elle soit causée par l'inactivité ou par l'inanition, on ne trouve jamais tous les faisceaux également atteints. Il y a des muscles très atrophiés dans lesquels une grande partie des faisceaux a disparu, d'autres où ils sont simplement diminués ; parmi les fibres subsistantes, il y en a qui ont leurs dimensions normales. On peut suivre au microscope dans chaque faisceau la marche de l'affection : à côté de places où les fibres musculaires sont disposées normalement on voit des séries de traînées où l'on rencontre des grains brillants, les uns petits, les autres plus gros. On peut se demander si cette inégalité de l'affection repose réellement sur l'inégalité des cellules et des tissus, ou bien si c'est là une sélection qui maintient en vie les éléments les plus convenables, ou bien encore si elle n'est pas simplement le résultat de la distribution des capillaires.

Les recherches faites sur l'infection par des micro-organismes viennent encore à l'appui de notre opinion. Les parties douées d'une faible vitalité disparaissent, il se fait une régénération générale de l'organisme qui résiste alors avec une immunité plus ou moins durable aux micro-organismes analogues ou d'une espèce toute voisine.

On voit l'analogie de cette théorie basée sur la lutte d'un organisme supérieur avec un organisme inférieur et la sélection des parties de l'organisme. De même que l'infection confère l'immunité pour une infection ultérieure, de même l'individu, par un exercice prolongé, devient une nouvelle machine ayant une nouvelle fonction.

Nous pouvons donc à présent donner une définition de l'adaptation fonctionnelle.

C'est la faculté qu'a l'organisme d'arriver à exécuter convenablement une fonction par l'exécution même de cette fonction ; cela revient à dire que c'est la fonction qui fait l'organe.

Les changements de grandeur, de forme, de structure qui résultent de ce principe final, forment la morphologie de l'adaptation fonctionnelle.

Notre but a été de rechercher si les muscles, par un changement d'usage permanent, éprouvent un changement morphologique dans leur longueur, et nous avons vu que la longueur comme l'épaisseur du muscle se règlent au point de vue morphologique, d'après la destination fonctionnelle. Nous avons cité plusieurs exemples de cette autorégulation, et nous pouvons en conclure que la longueur des muscles tout au moins, n'est pas réglée pour telle ou telle région du corps, par une grandeur de croissance déterminée à l'avance.

Nous avons trouvé une première preuve de l'autorégulation dans l'examen des anomalies musculaires. Nous avons vu que même dans ces cas, la longueur du muscle est toujours réglée conformément à la mobilité du point sur lequel il agit.

Plus loin nous avons vu les variations de longueur du muscle en rapport avec les altérations de l'amplitude des mouvements d'une articulation. Les recherches faites sur les muscles carrés pronateurs nous ont démontré que le tissu musculaire se raccourcit par suite de la limitation de la supination.

Aussi dans un cas, l'amplitude du mouvement au lieu d'être de 180°, n'était plus que de 12° ; aussi le muscle, au lieu des 2/3, n'occupait-il plus que le 1/6 de la largeur de l'avant-bras.

Nous voyons que le raccourcissement musculaire peut se produire non seulement par simple resserrement, par condensation des fibres, sans modification des tendons, ce qui est là une évolution normale, mais encore qu'il peut s'obtenir par un allongement des tendons, évolution qui serait alors plutôt d'ordre pathologique.

On a observé d'une façon très nette cet allongement des tendons aux dépens du muscle dans un cas de cyphose. Les muscles longs dorsaux présentaient un tendon de nouvelle formation, un peu différent du tendon normal. et qui s'était substitué au muscle sur les 2/3 de la longueur de ce dernier.

Nous avons vu ensuite que pour la longueur et pour

l'épaisseur du muscle, il y avait deux genres d'autorégulation du muscle tout à fait indépendants l'un de l'autre. C'est là la base de la loi de limitation dimensionnale de l'hypertrophie d'activité et de l'atrophie d'inactivité sur les dimensions des muscles altérés dans leur fonction.

Nous avons donc démontré l'adaptation morphologique directe de la longueur et de l'épaisseur des muscles à des changements durables de leur destination fonctionnelle, et nous nous sommes basés sur l'action trophique de l'excitation fonctionnelle. Cela nous permet donc de conclure qu'il y a une généralisation causale de l'adaptation fonctionnelle.

# CHAPITRE IV

## Considérations pratiques.

MOBILISATION DES ARTICULATIONS { ACTIVE, NATURELLE / PASSIVE, ARTIFICIELLE

Nous ne saurions terminer notre travail sans nous efforcer de montrer l'importance pratique que peut avoir une question en apparence spéculative

Puisque la fonction fait l'organe, le chirurgien est dans la nécessité, dans tous les cas où le mouvement tend à disparaître dans une jointure, de faire ses efforts pour la mobiliser. S'agit-il d'une fracture juxta-articulaire, dès que la consolidation sera établie, il sera de rigueur d'instituer une thérapeutique spéciale (massage, frictions, mouvements artificiels et naturels) pour mettre fin à l'atrophie d'inactivité qui s'est inévitablement produite au cours de la maladie, et installer le processus de réparation à l'aide de l'hypertrophie d'activité.

C'est là en effet la raison d'être des différentes manœuvres qui sont mises en usage en pareil cas, c'est là leur explication physiologique.

Mais nous devons faire remarquer quelle différence sépare ces deux procédés qui visent la restitution du mouvement, et qui ne sont semblables qu'en apparence. Nous voulons parler de la mobilisation dite artificielle, passive, externe, et de cette autre que l'on appelle la mobilisation naturelle, active, interne.

La première exercée par des organes étrangers à ceux qui font mouvoir l'article à l'état physiologique (main du chirurgien ou du malade, gouttières de Bonnet, etc.), ne fait que préparer le terrain sur lequel devra s'exercer le muscle lui-même, mais n'influence en rien ce dernier. L'articulation seule est modifiée, le muscle lui-même dans sa portion contractile, reste tel quel.

Mais que le malade vienne à contracter lui-même ses muscles ; ceux-ci entrent en jeu et récupèrent au fur et à mesure leur fonction.

Ces deux méthodes, loin de s'exclure, ne font que s'entr'aider. En préparant les mouvements de l'articulation, la méthode artificielle ou passive fournit au muscle le moyen de manifester son action lorsqu'il sera en mesure d'agir, et d'autre part, dans la méthode naturelle ou active, le muscle en agissant sur l'articulation et en la sollicitant à faire des mouvements de plus en plus étendus parvient, petit à petit, à lui faire récupérer l'amplitude du mouvement qui avait été supprimée par le fait de la maladie.

Ce sont les mêmes idées qui doivent guider le chirurgien dans la mobilisation progressive d'une articulation dont il a opéré quelques temps avant la résection sous-périostée. Dans les premières semaines, la mobilisation doit être surtout artificielle ou passive, c'est qu'il faut modeler les surfaces des extrémités qui se reproduisent, les aider à se reconstituer sur le type primitif ce que l'on obtient pour ainsi dire à volonté si l'on imprime aux extrémités osseuses en contact des mouvements passifs du même genre que ceux du membre à l'état sain.

Lorsque l'organisation de ces nouvelles parties est assurée, la mobilisation naturelle ou active doit intervenir dans le but de conserver ou de restituer aux muscles la constitution qui leur est nécessaire pour l'exécution de leur fonction, et sans laquelle il ne saurait y avoir récupération du type physiologique de l'articulation, car une articulation bien conformée, mais privée d'agents de mouvements, ne peut pas exécuter sa fonction.

A l'aide de ces exemples, nous avons montré que si le mouvement doit être rendu à l'articulation il faut aussi que le muscle puisse exercer son action.

N'oublions pas de citer comme adjuvant aux moyens employés, et comme auxiliaire à la mobilisation active, un agent thérapeutique d'une grande valeur, l'électricité soit sous forme de courants continus, soit sous forme de courants interrompus.

Si l'on compare l'action qu'exerce l'électricité sur la fibre musculaire à celle qu'exerce le système nerveux, on voit quelle analogie existe entre les manifestations de ces deux agents de l'excitation musculaire. Les courants continus agissent sur la nutrition du muscle, favorisent les échanges dans l'intimité des tissus, aident à l'élimination des produits de déchet ; les courants interrompus en provoquant la contraction des éléments musculaires, agissent sur ce qui constitue la caractéristique de ce tissu, la contractilité, et sur la fonction qui en est le résultat.

# INDEX BIBLIOGRAPHIQUE

J.-A. Borelli. — De motu animalium, 1685.

Ed.-Fr. Weber. — Ueber die Langenverhaltnisse der Fleischfassern der Muskeln im Allgemeinen. Berichte uber die Verhandlungen d. Konigl. sachs. Ges, d. Wiss. Math. phys. Cl., 1851, p. 64-86.

A. Fick. — Ueber die Langenverhaltnisse der Sceletmuskelfasern. Aus der Inauguralabhandlung des Herrn Dr Gubler mitgetheilt von A. Fick. Maleschotts untersuchungen zur naturlehre, 1860. Bet. VIII., p. 251-264.

Gubler. — Ueber die Langenverhaltnisse der Fleischfasern einiger Muskeln. Zurich, diss. inaug, 1860.

W. Henke. — Studien und kritiken uber Muskeln und Gelenke IV. Ueber Insufficienz der Lange der Muskeln fur den Spielraum der Gelenke und uber kautschoukmanner. Henle u. Pfeufer zeitschr. f. rat. médicin. B d. 33, 1858, p. 141-148.

C. Hueter. — In Betreff der Langen insufficienz der muskeln Virchow's. Archiv. f. path. Anat. u Physiol. Bd. 46, 1869, p. 37-52.

E. Marey. — La machine animale, 2e édition, Paris 1878, p. 101.

J. Guérin. — Sur le caractère physiologique de la contraction tendineuse: Compt.-rend., 27 février 1882. T. XCIV. Paris, p. 567.

W. Braune et A. Flugel. — Ueber Pronation und supination der menschlichen Varderarmes und der Hand. Arch. f. Anat. m. Entwickel ungsgesch. v. His. u. Brrune, 1882, p. 186.

H. Welcker. — Ueber Supination und Pronation des Vorderarmes. Arch. f. Anato. und Physiol., 1875, p. 2.

Virchow. — Die zellular Path., 4 aufl. 1871, p. 427.

S. Stricker. — Vorlesungen uber allgemeine und experimentalle Pathologie. Wien. 1878, p. 365.

L. Hermann. — Handbuch der Physiologie. Bd I. Theil I. P. 136,

W. Roux. — Der Kampf der Theile im Organismus. Leipzig. 1881, p. 137.

Joh. Muller, — Handbuch der Physiologie. Bd. II, p. 99 et 102.

Henle. — Handbuch der rationellen Pathologie. Bd II, 1846, p. 119.

R. Virchow. — Handbuch der speciellen. Pathologie und Therapie. Bd I, 1854, p. 336.

Cohnheim. — Vorlesungen uber allgemeine. Pathologie I. Auflage Bd I, 1877, p. 585. Ueber die Langenverhaltmisse der Scelett muskelfasern. Moleschott's untersuchungen zur naturlehre. Bd VIII, 1860, p. 251.

E. du Bois Reymond. — Arch. f. Anat. n. Physiol., 1876.

J. Gad. — Einige Beziehungen murkil. Nerv. und. Centrum. *Arch.* fur Physiologie, 1888, p. 563.

Froriep. — Ueber der Sarkolemma und die muskelkerne. Arch. f. anab. u. Phys. annat. Theil 1868, p. 422.

Marey. — Archives de physiologie, 1889, 1er vol.

W. Roux. — Beitrage zur morphologie der fonctionnellen Anpassung. Separate Abdruck aus der Zeitschrift fur. Natur wissenfschaften XVI, N. F., IX Bd. Iena, 1883.

Lannegrace. — Myologie comparée des membres. Thèse de Montpellier, 1878.

P. Lesshaft. — Des divers types musculaires et de la façon différente dont s'exprime la force active des muscles. Saint-Pétersbourg, 1884.

Sr Haughton. — Principles of animal mechanics. 2e édit. London, 1873.

John Cleland. — On the actions of muscles passing over more than ou joint. Journal of Anatomy, 1867. Vol. Ier, p. 85.

Voichevillo.— Contribution à l'étude du calibre de tubes nerveux par rapport à l'étendue de la surface cutanée et aux muscles des membres. St-Pétersbourg, 1883, p. 52.

Lyon.— Imp. J. Gallet, rue de la Poulaillerie. 2.

www.ingramcontent.com/pod-product-compliance
Ingram Content Group UK Ltd.
Pitfield, Milton Keynes, MK11 3LW, UK
UKHW021214230726
13926UKWH00003B/1007

9 782013 565028